恐龙疗法 3
你是我最好的朋友

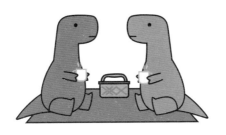

[英国] 詹姆斯·斯图尔特 _____ 著   [加拿大] K. 罗梅伊 _____ 绘

简里里 _____ 译

译林出版社

图书在版编目（CIP）数据

恐龙疗法. 3，你是我最好的朋友 / （英）詹姆斯·
斯图尔特（James Stewart）著 ；（加）K.罗梅伊绘；简
里里译. — 南京 ：译林出版社，2024. 8. --（译林冻
鳗）. -- ISBN 978-7-5753-0256-2

Ⅰ. R161.1-49

中国国家版本馆 CIP 数据核字第 20245YT851 号

Originally published in the English language in 2023 by HarperCollins Publishers Ltd. under the title *Dinosaur Frien*
Text © James Stewart 2023
Illustrations © K Roméy 2023
Translation © Yilin Press, Ltd 2024, translated under licence from HarperCollins Publishers Ltd.
Hey Buddy Comics assert the moral right to be identified as the authors of this work.
Simplified Chinese edition copyright © 2024 by Yilin Press, Ltd
All rights reserved.

著作权合同登记号 图字: 10-2023-415号

恐龙疗法3：你是我最好的朋友 ［英国］詹姆斯·斯图尔特 ／ 著 ［加拿大］K.罗梅伊 ／
简里里 ／ 译

责任编辑	蒋梦恬
装帧设计	韦 枫 景秋萍
校 对	施雨嘉
责任印制	闻媛媛

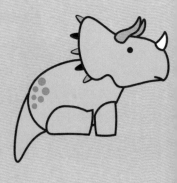

原文出版	HarperCollins Publishers，2023
出版发行	译林出版社
地 址	南京市湖南路 1 号 A 楼
邮 箱	yilin@yilin.com
网 址	www.yilin.com
市场热线	025–86633278
印 刷	南京新世纪联盟印务有限公司
开 本	787 毫米 ×1092 毫米 1/32
印 张	4.5
版 次	2024 年 8 月第 1 版
印 次	2024 年 8 月第 1 次印刷
书 号	ISBN 978-7-5753-0256-2
定 价	49.00 元

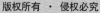

目录
Contents

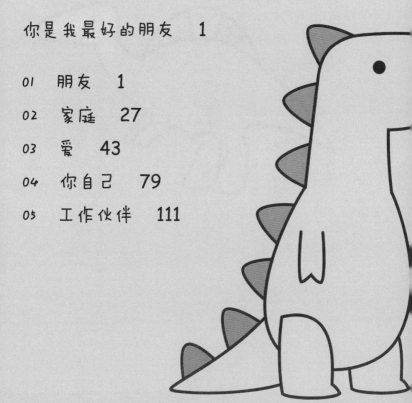

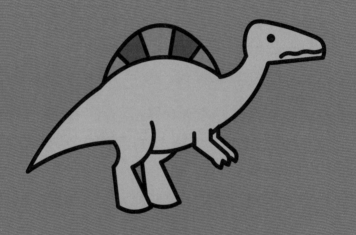

你是我最好的朋友

我们第一本恐龙漫画是一个关于抑郁的恐龙在彼此之间找到希望的故事。在我写作的这些年中，漫画的主题慢慢地从抑郁感转向了希望感。一方面是因为我自己的抑郁状态变得更加可控，另一方面是因为我意识到，写希望感是更重要和更有意义的。

"你是我最好的朋友"这个标题说恰当也不恰当：恰当之处在于我们常能从朋友处找到希望感；不恰当之处在于朋友绝非我们获得支持的唯一来源。因此这本书不只聚焦在友谊上，我们还讲述家庭、爱人、工作上的伙伴，以及也许是希望感最重要的来处——我们自己。

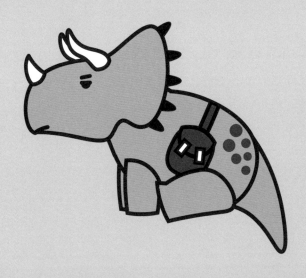

朋友

他们是你为自己选择的家人。

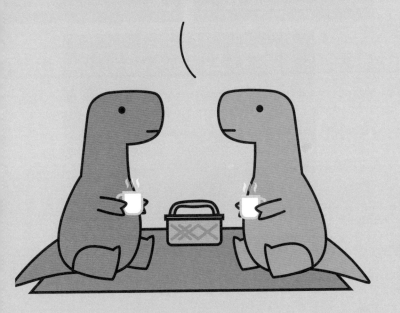

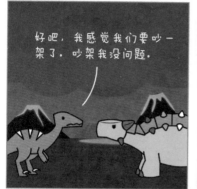

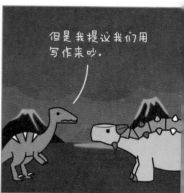

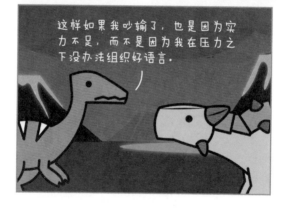

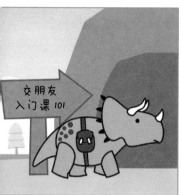

交朋友
入门课101

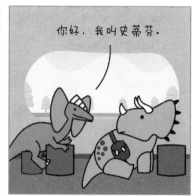

你好，我叫史蒂芬。

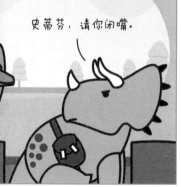

史蒂芬，请你闭嘴。

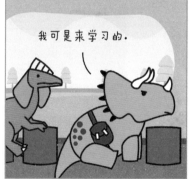

我可是来学习的。

3

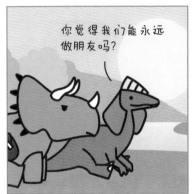

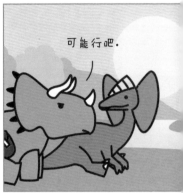

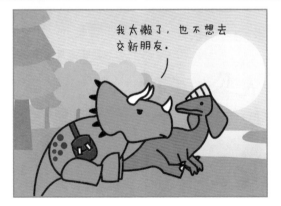

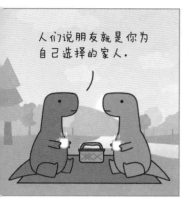

人们说朋友就是你为
自己选择的家人。

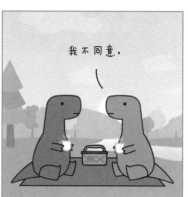

我不同意。

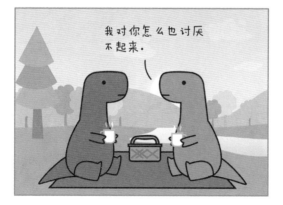

我对你怎么也讨厌
不起来。

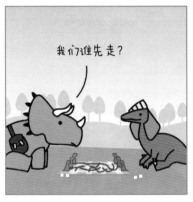

我们谁先走?

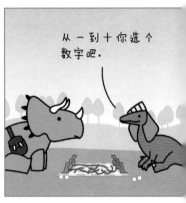

从一到十你选个数字吧.

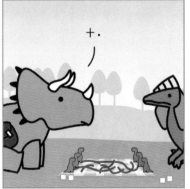

十.

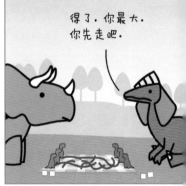

得了.你最大.你先走吧.

16

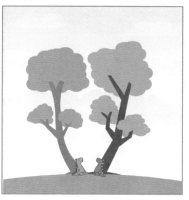

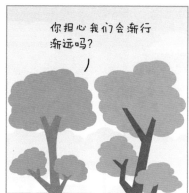

你担心我们会渐行渐远吗?

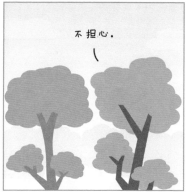

不担心.

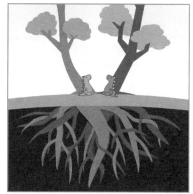

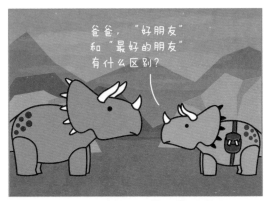

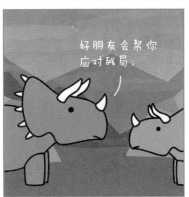

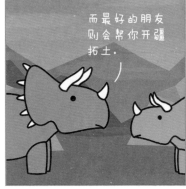

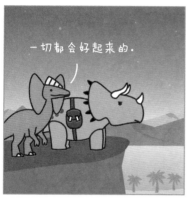

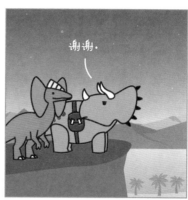

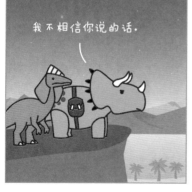

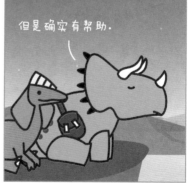

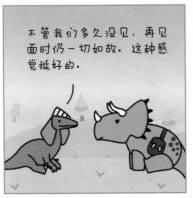

不管我们多久没见，再见面时仍一切如故。这种感觉挺好的。

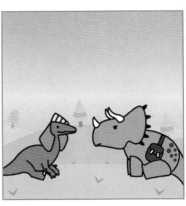

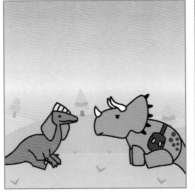

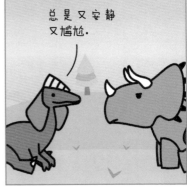

总是又安静又尴尬。

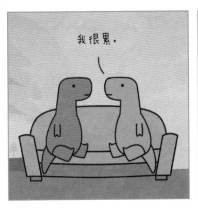

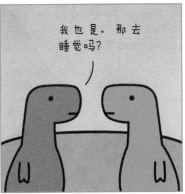

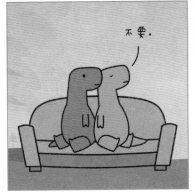

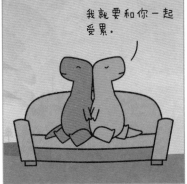

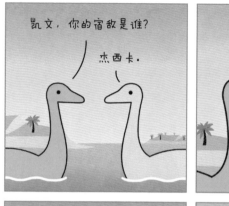

凯文，你的宿敌是谁？

杰西卡。

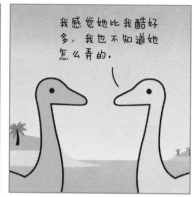

我感觉她比我酷好多，我也不知道她怎么弄的。

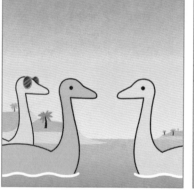

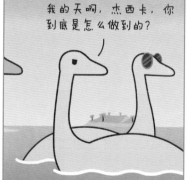

我的天啊，杰西卡，你到底是怎么做到的？

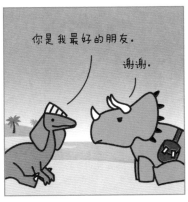

你是我最好的朋友.

谢谢.

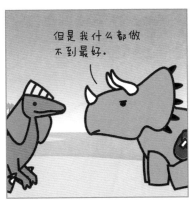

但是我什么都做不到最好.

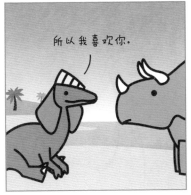

所以我喜欢你.

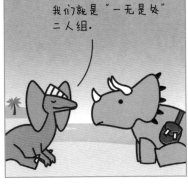

我们就是"一无是处"二人组.

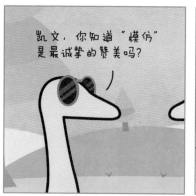

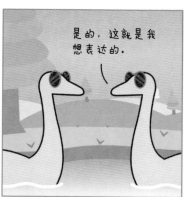

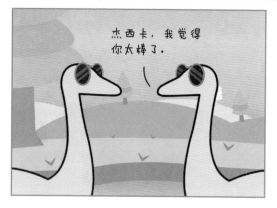

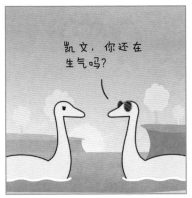

凯文，你还在生气吗？

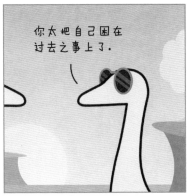

你太把自己困在过去之事上了。

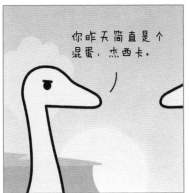

你昨天简直是个混蛋，杰西卡。

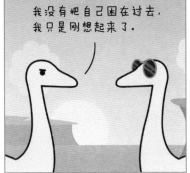

我没有把自己困在过去，我只是刚想起来了。

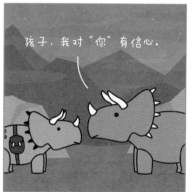

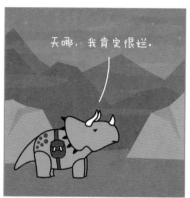

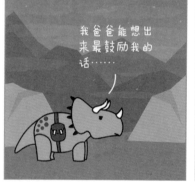

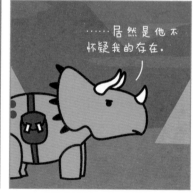

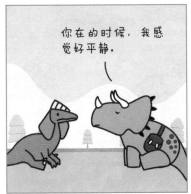

你在的时候，我感觉好平静。

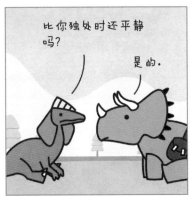

比你独处时还平静吗？

是的。

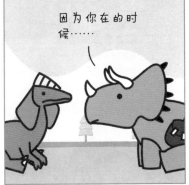

因为你在的时候……

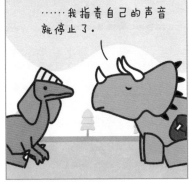

……我指责自己的声音就停止了。

17

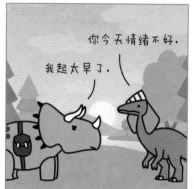

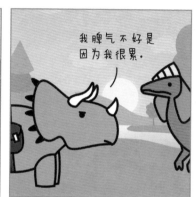

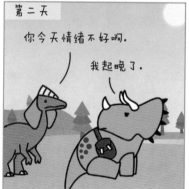

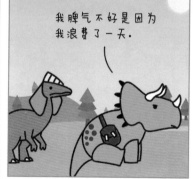

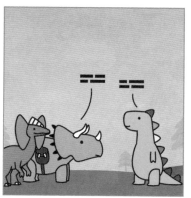

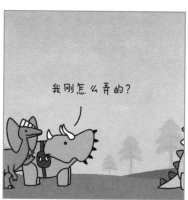

我刚怎么弄的?

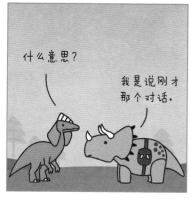

什么意思?

我是说刚才
那个对话.

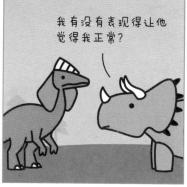

我有没有表现得让他
觉得我正常?

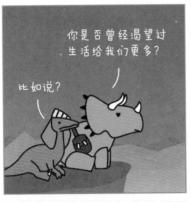

你是否曾经渴望过
生活给我们更多？

比如说？

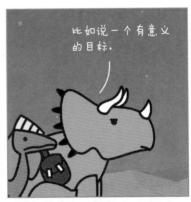

比如说一个有意义
的目标。

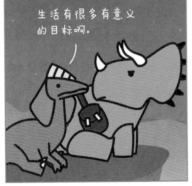

生活有很多有意义
的目标啊。

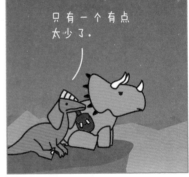

只有一个有点
太少了。

20

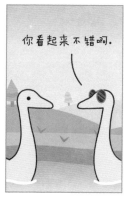

你看起来不错啊.

你在嘲笑我吗?

没有啊.

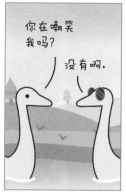

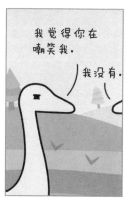

我觉得你在嘲笑我.

我没有.

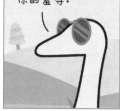

可能是因为你自尊水平太低,所以你把我说的任何话都看作是对你的羞辱.

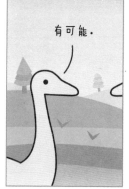

有可能.

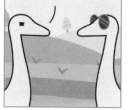

但也有可能就是因为你总是羞辱我,我的自尊水平才低.

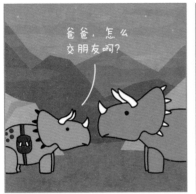

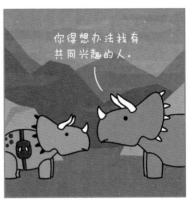

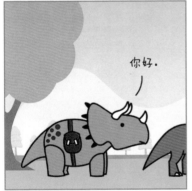

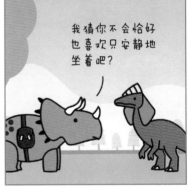

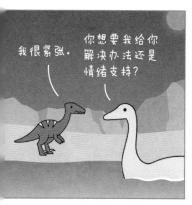

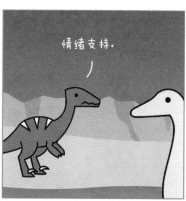

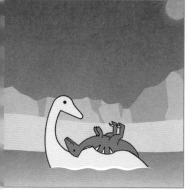

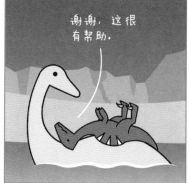

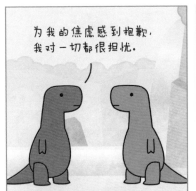

为我的焦虑感到抱歉，
我对一切都很担忧。

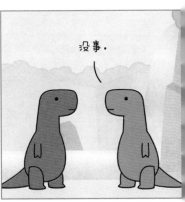

没事.

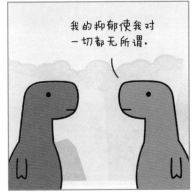

我的抑郁使我对
一切都无所谓.

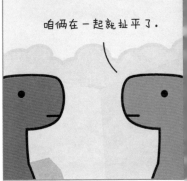

咱俩在一起就扯平了.

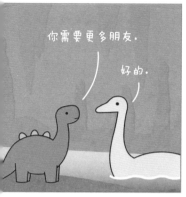

你需要更多朋友.

好的.

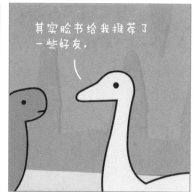

其实脸书给我推荐了
一些好友.

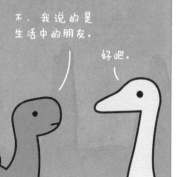

不，我说的是
生活中的朋友.

好吧.

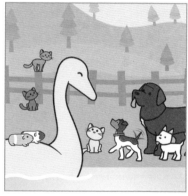

02
家庭

他们是你
不可选择的朋友.

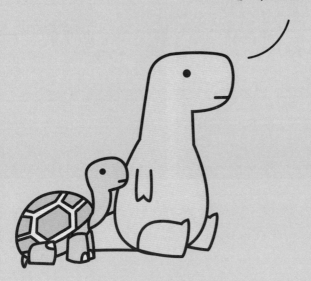

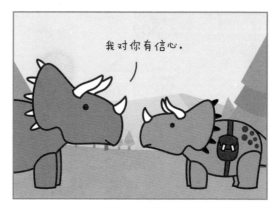

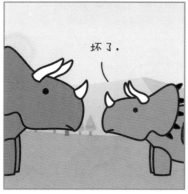

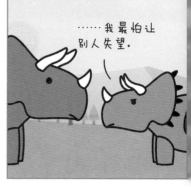

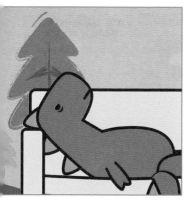

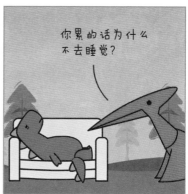

你累的话为什么不去睡觉？

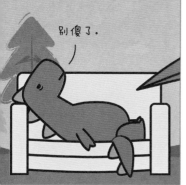

别傻了。

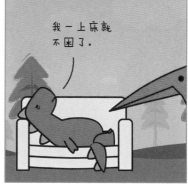

我一上床就不困了。

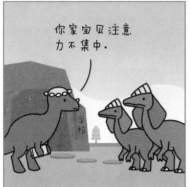

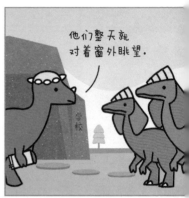

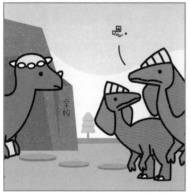

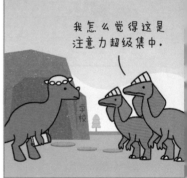

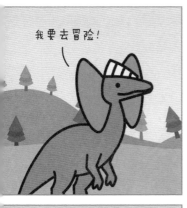

我要去冒险！

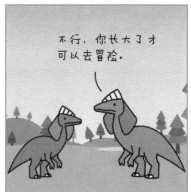

不行，你长大了才可以去冒险。

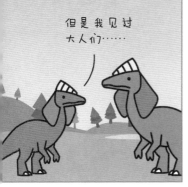

但是我见过大人们……

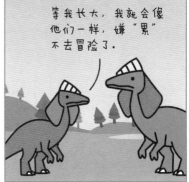

等我长大，我就会像他们一样，嫌"累"不去冒险了。

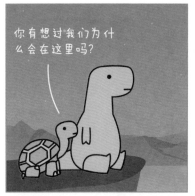

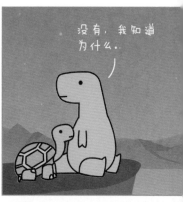

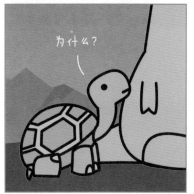

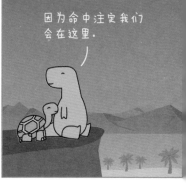

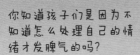

你知道孩子们是因为不知道怎么处理自己的情绪才发脾气的吗？

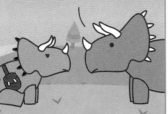

我不知道.

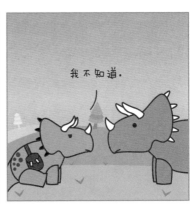

不过很合理.

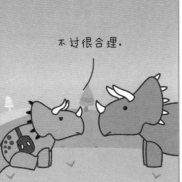

因为大人们也是这样.

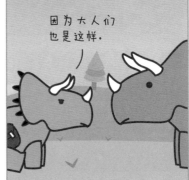

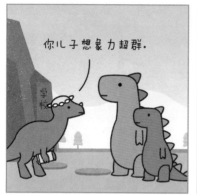

你儿子想象力超群.

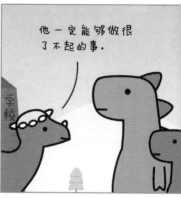

他一定能够做很了不起的事.

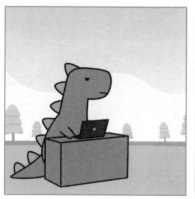

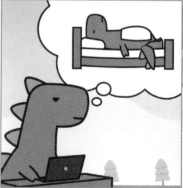

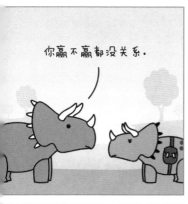

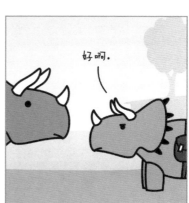

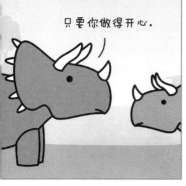

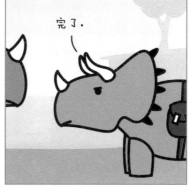

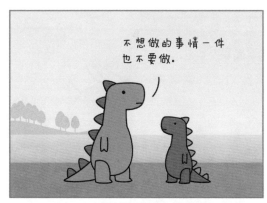

不想做的事情一件
也不要做。

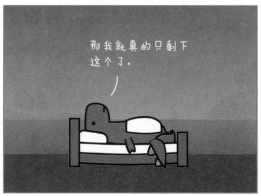

那我就真的只剩下
这个了。

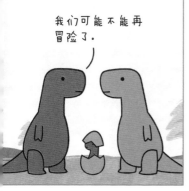

我们可能不能再冒险了。

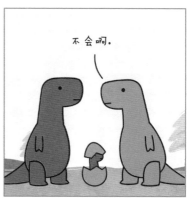

不会啊。

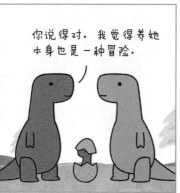

你说得对。我觉得养她本身也是一种冒险。

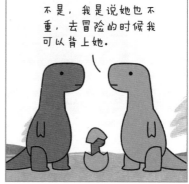

不是,我是说她也不重,去冒险的时候我可以背上她。

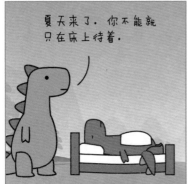

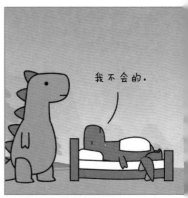

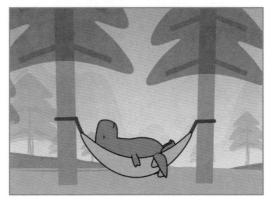

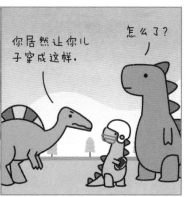

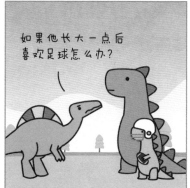

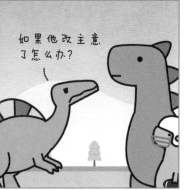

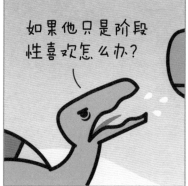

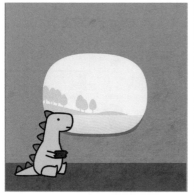

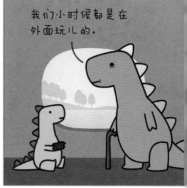

我们小时候都是在外面玩儿的。

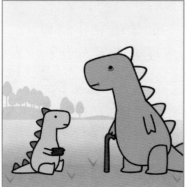

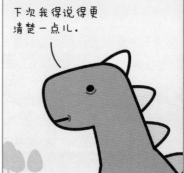

下次我得说得更清楚一点儿。

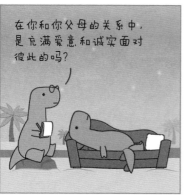

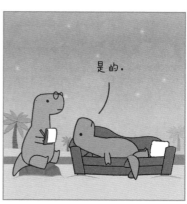

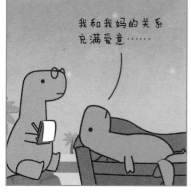

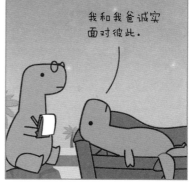

03

爱

他们是你很要好·
很要好的朋友们·

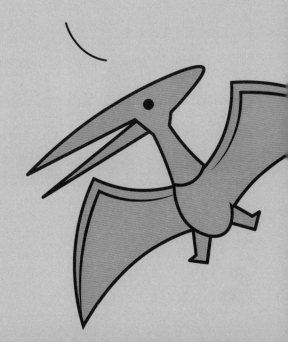

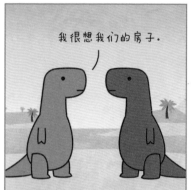

我很想我们的房子.

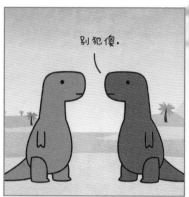

别犯傻.

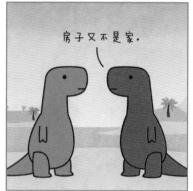

房子又不是家.

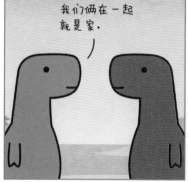

我们俩在一起
就是家.

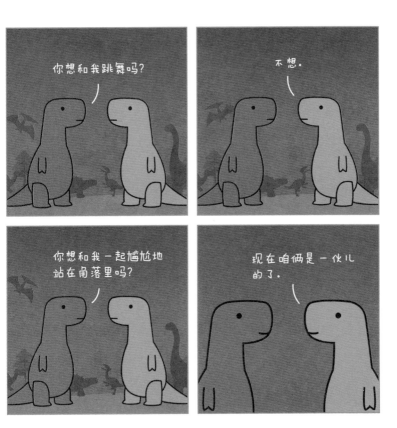

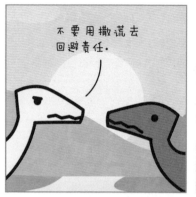

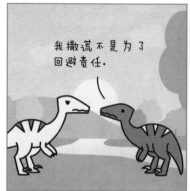

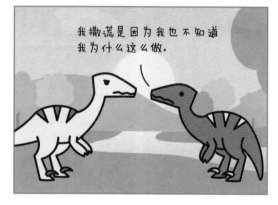

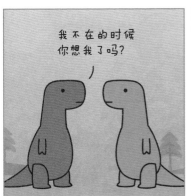

我不在的时候
你想我了吗？

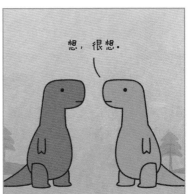

想，很想。

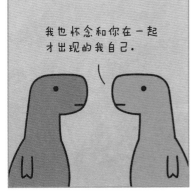

我也怀念和你在一起
才出现的我自己。

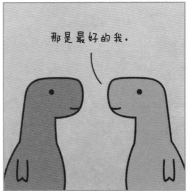

那是最好的我。

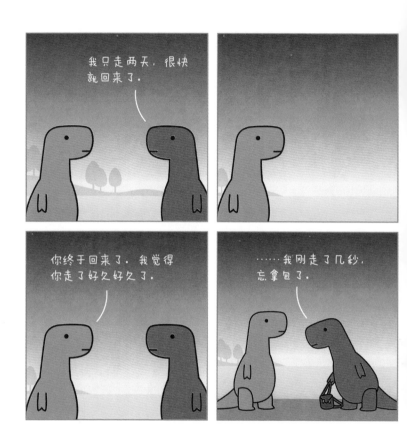

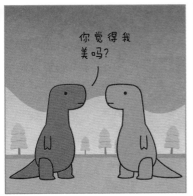

你觉得我美吗？

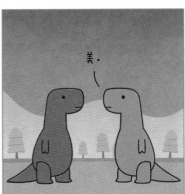

美。

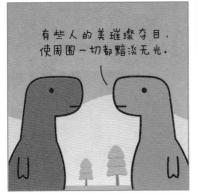

有些人的美璀璨夺目，使周围一切都黯淡无光。

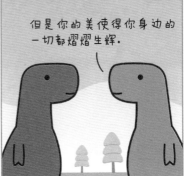

但是你的美使得你身边的一切都熠熠生辉。

49

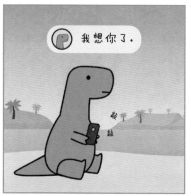

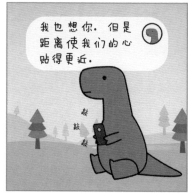

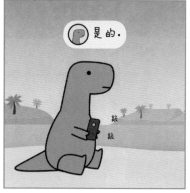

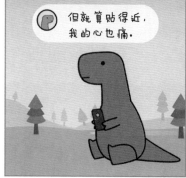

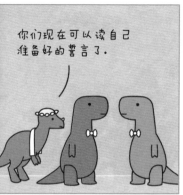

你们现在可以读自己
准备好的誓言了。

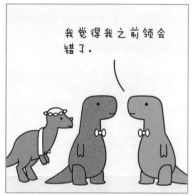

我觉得我之前领会
错了。

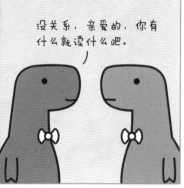

没关系，亲爱的，你有
什么就读什么吧。

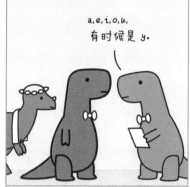

a,e,i,o,u,
有时候是 y.

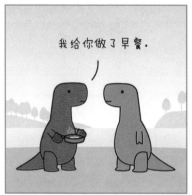

我给你做了早餐.

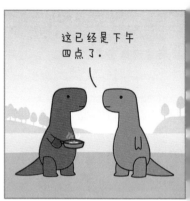

这已经是下午四点了.

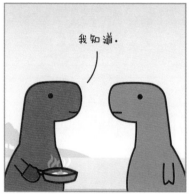

我知道.

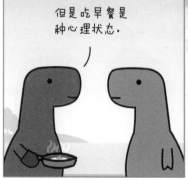

但是吃早餐是种心理状态.

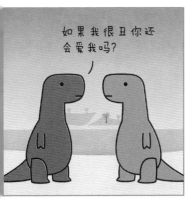

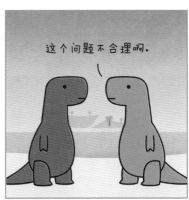

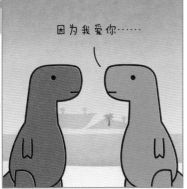

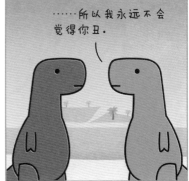

53

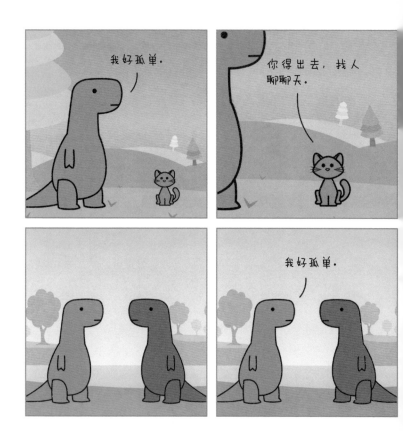

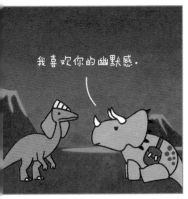

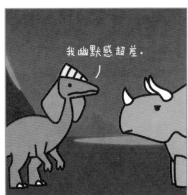

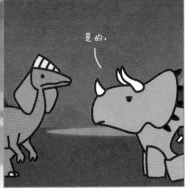

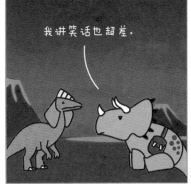

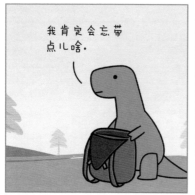

我肯定会忘带点儿啥.

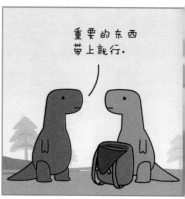

重要的东西带上就行.

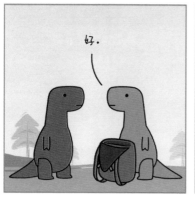

好.

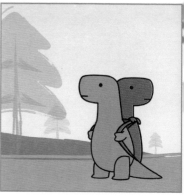

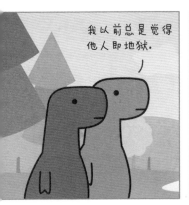

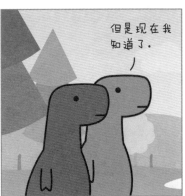

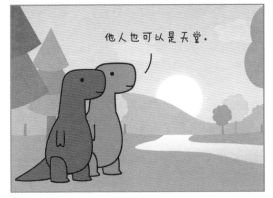

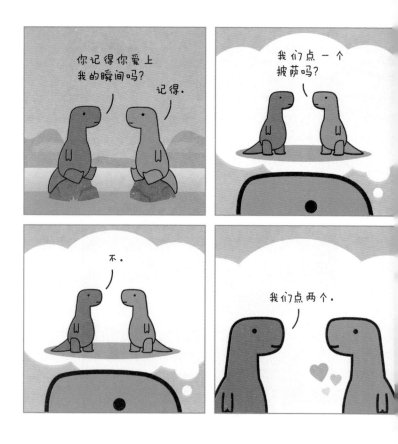

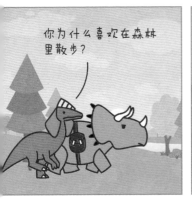

你为什么喜欢在森林里散步？

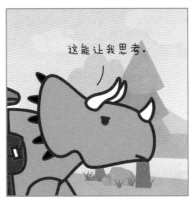

这能让我思考。

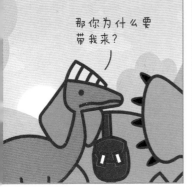

那你为什么要带我来？

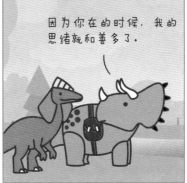

因为你在的时候，我的思绪就和善多了。

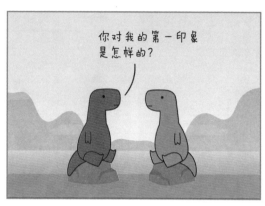

你对我的第一印象是怎样的？

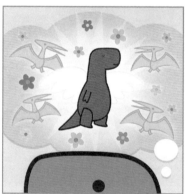

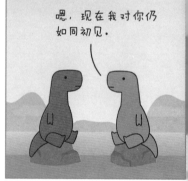

嗯，现在我对你仍如同初见。

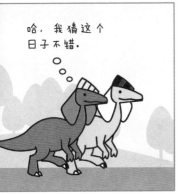

哈，我猜这个日子不错.

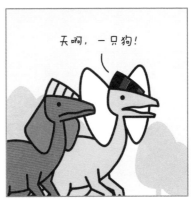

天啊，一只狗！

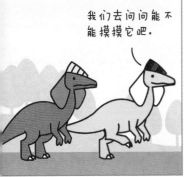

我们去问问能不能摸摸它吧.

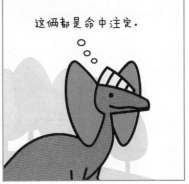

这俩都是命中注定.

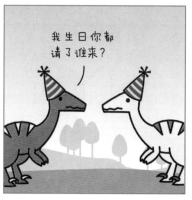

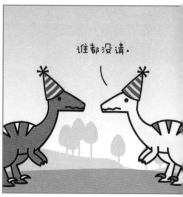

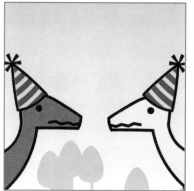

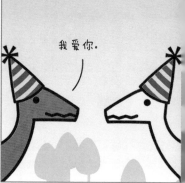

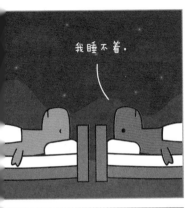

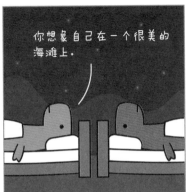

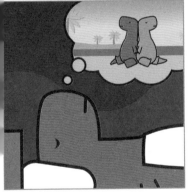

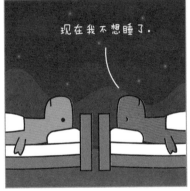

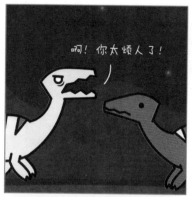

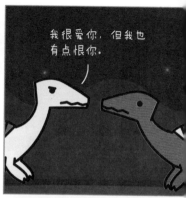

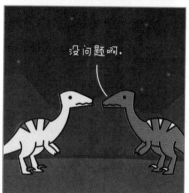

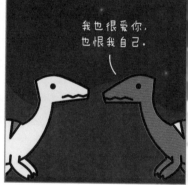

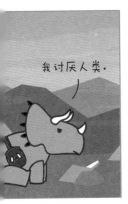

我讨厌人类。

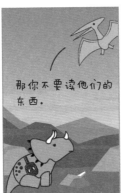

那你不要读他们的东西。

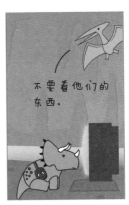

不要看他们的东西。

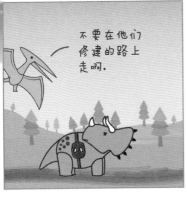

不要在他们修建的路上走啊。

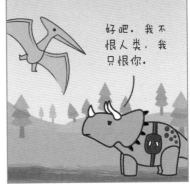

好吧，我不恨人类，我只恨你。

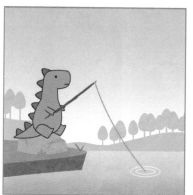

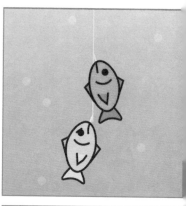

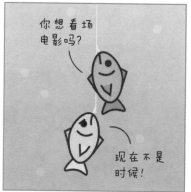

你想看场
电影吗？

现在不是
时候！

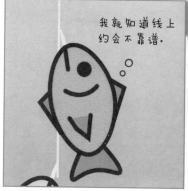

我就知道线上
约会不靠谱。

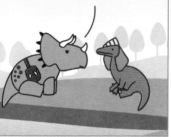

我和别人在一起的时候，总觉得很奇怪和尴尬。

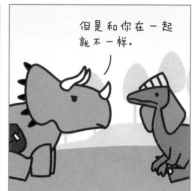

但是和你在一起就不一样。

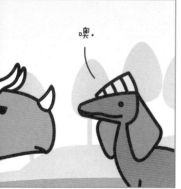

噢。

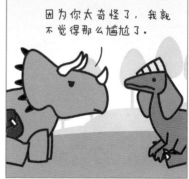

因为你太奇怪了，我就不觉得那么尴尬了。

67

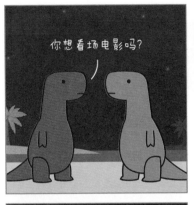

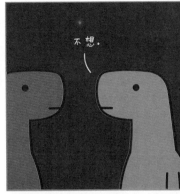

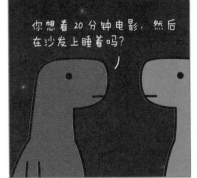

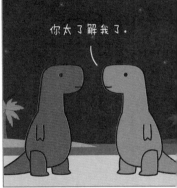

68

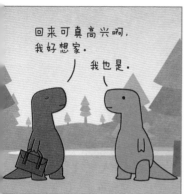

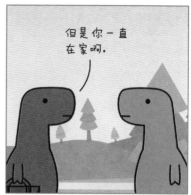

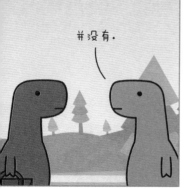

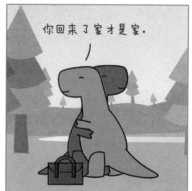

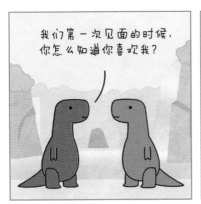

我们第一次见面的时候，你怎么知道你喜欢我？

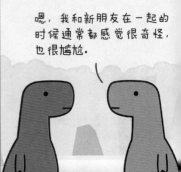

嗯，我和新朋友在一起的时候通常都感觉很奇怪，也很尴尬。

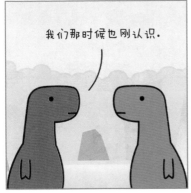

我们那时候也刚认识。

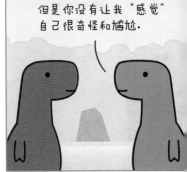

但是你没有让我"感觉"自己很奇怪和尴尬。

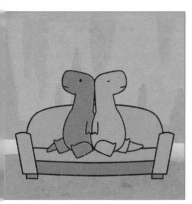

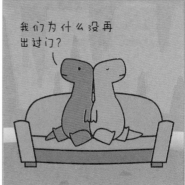

我们为什么没再出过门?

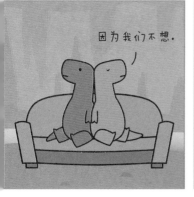

因为我们不想。

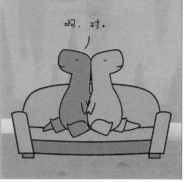

啊,对。

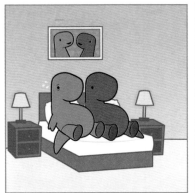
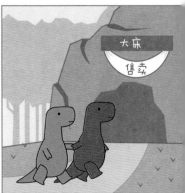
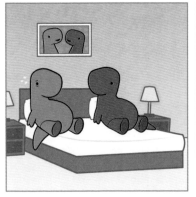
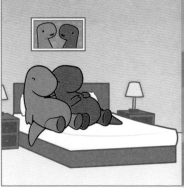

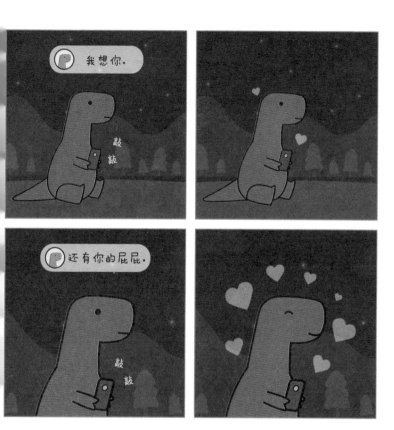

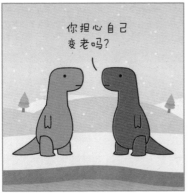

你担心自己变老吗?

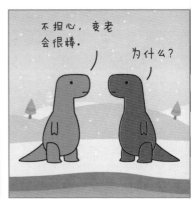

不担心,变老会很棒。

为什么?

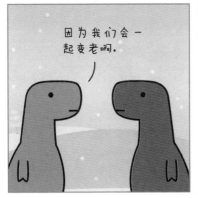

因为我们会一起变老啊。

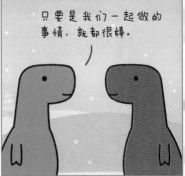

只要是我们一起做的事情,就都很棒。

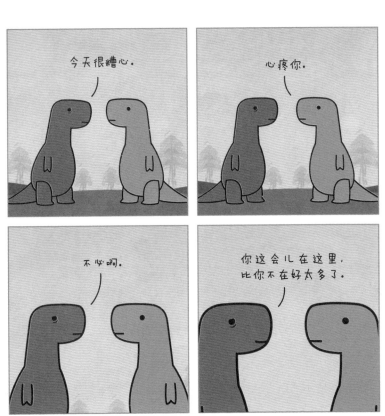

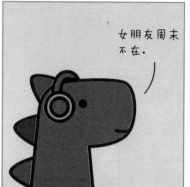

女朋友周末不在.

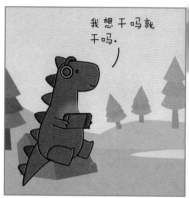

我想干吗就干吗.

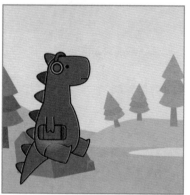

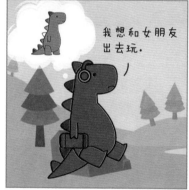

我想和女朋友出去玩.

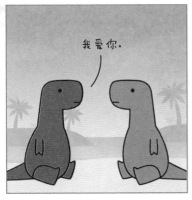

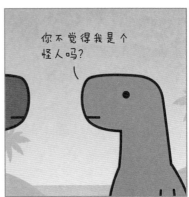

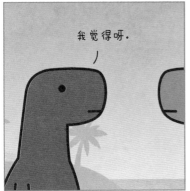

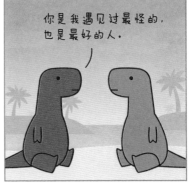

04

你自己

他／她是你容易遗忘的朋友．

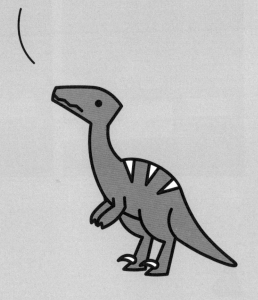

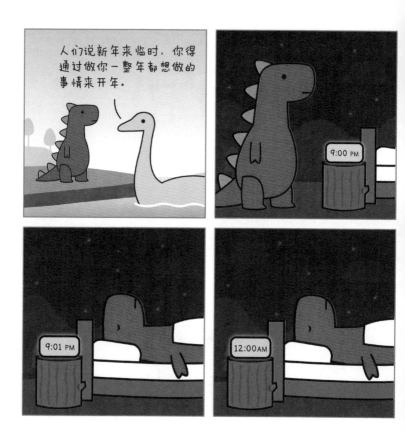

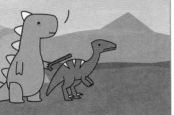

如果你爬至山巅凝视深渊，深渊会凝视你，也会告诉你你由何构成。

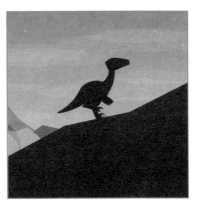

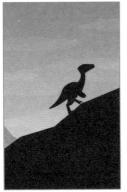

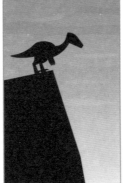

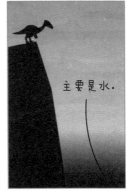

主要是水。

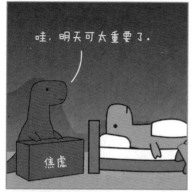

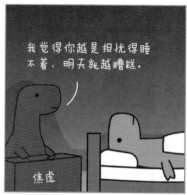

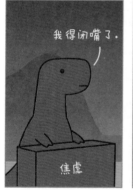

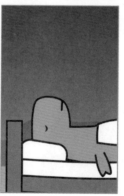

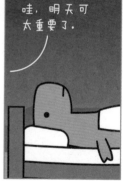

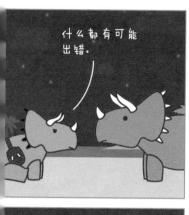

什么都有可能出错.

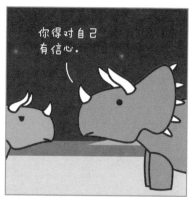

你得对自己有信心.

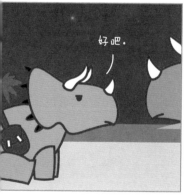

好吧.

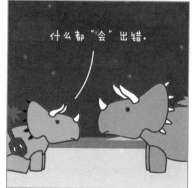

什么都"会"出错.

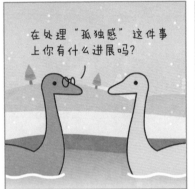

在处理"孤独感"这件事上你有什么进展吗?

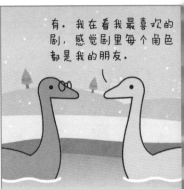

有。我在看我最喜欢的剧,感觉剧里每个角色都是我的朋友。

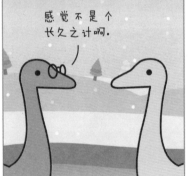

感觉不是个长久之计啊。

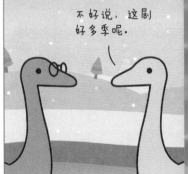

不好说,这剧好多季呢。

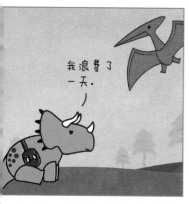

我浪费了
一天．

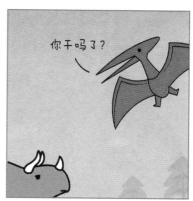

你干吗了？

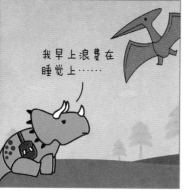

我早上浪费在
睡觉上……

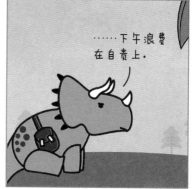

……下午浪费
在自责上．

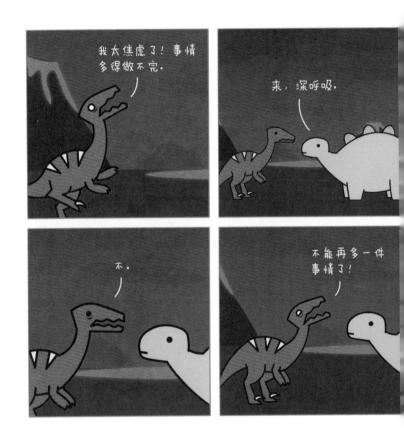

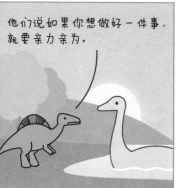

他们说如果你想做好一件事，就要亲力亲为。

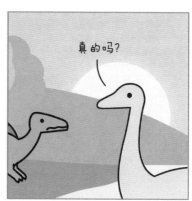

真的吗？

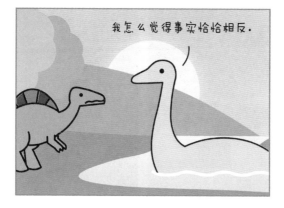

我怎么觉得事实恰恰相反。

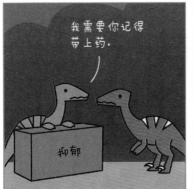

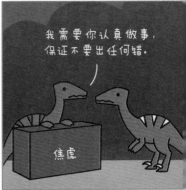

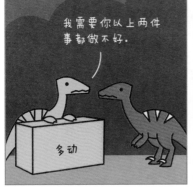

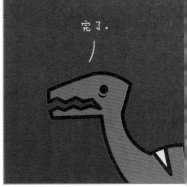

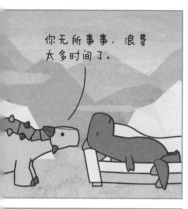

你无所事事，浪费太多时间了。

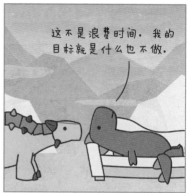

这不是浪费时间。我的目标就是什么也不做。

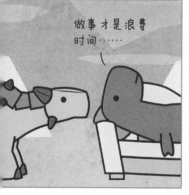

做事才是浪费时间……

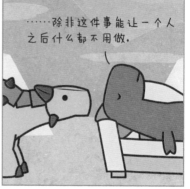

……除非这件事能让一个人之后什么都不用做。

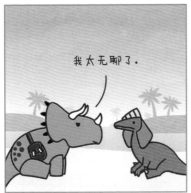

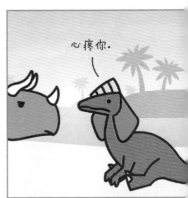

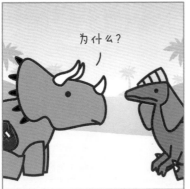

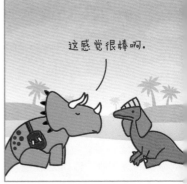

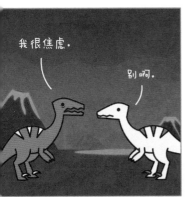

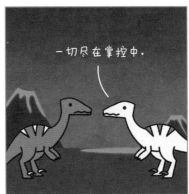

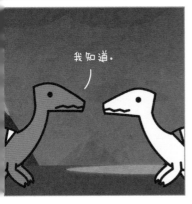

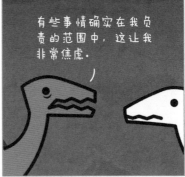

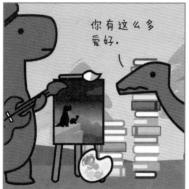

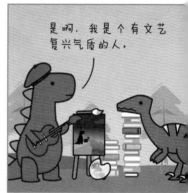

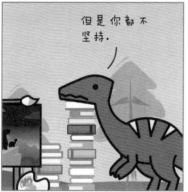

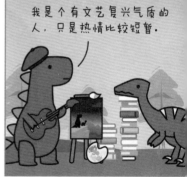

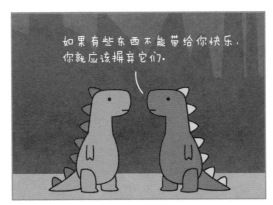

如果有些东西不能带给你快乐，
你就应该摒弃它们。

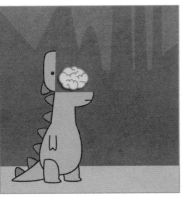

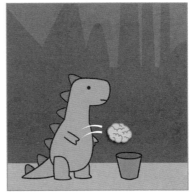

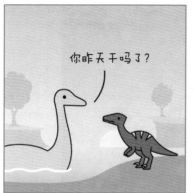

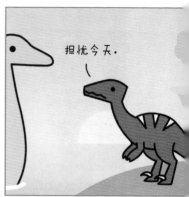

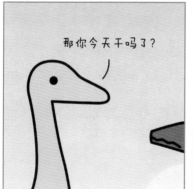

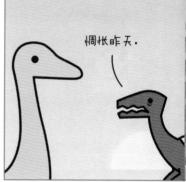

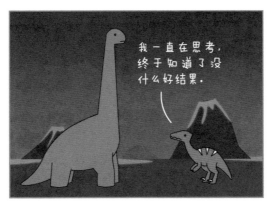

我一直在思考，终于知道了没什么好结果。

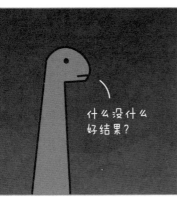

什么没什么好结果？

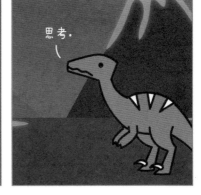

思考。

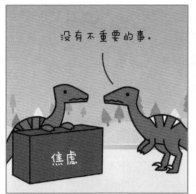

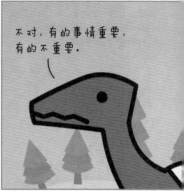

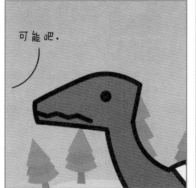

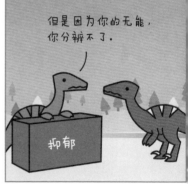

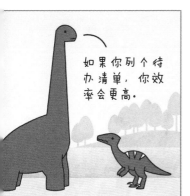

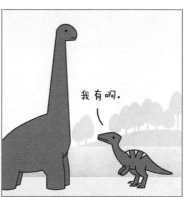

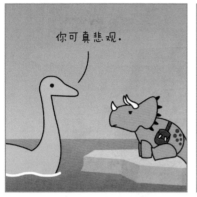

你可真悲观.

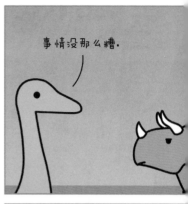

事情没那么糟.

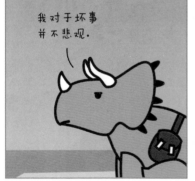

我对于坏事
并不悲观.

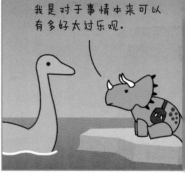

我是对于事情本来可以
有多好太过乐观.

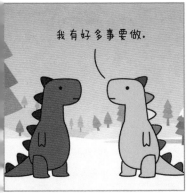

我有好多事要做.

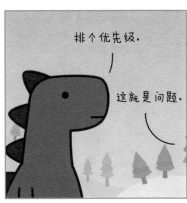

排个优先级.

这就是问题.

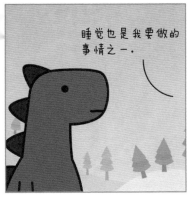

睡觉也是我要做的事情之一.

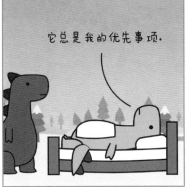

它总是我的优先事项.

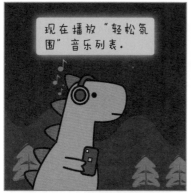

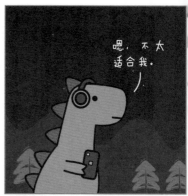

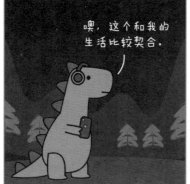

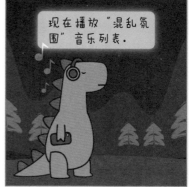

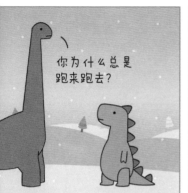

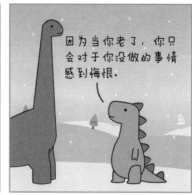

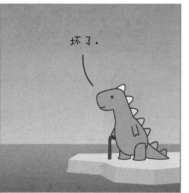

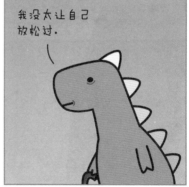

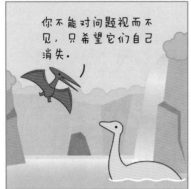

你不能对问题视而不见，只希望它们自己消失。

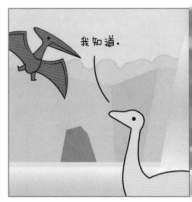

我知道。

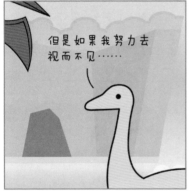

但是如果我努力去视而不见……

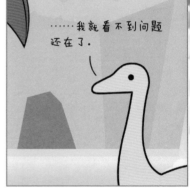

……我就看不到问题还在了。

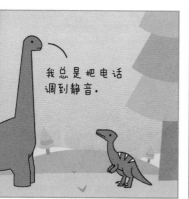

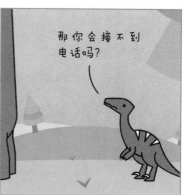

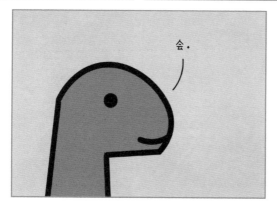

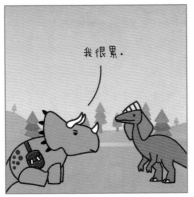

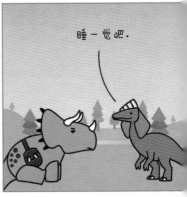

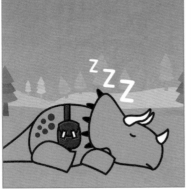

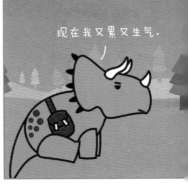

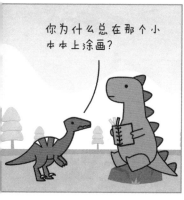

你为什么总在那个小本本上涂画？

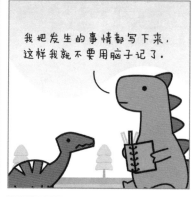

我把发生的事情都写下来，这样我就不要用脑子记了。

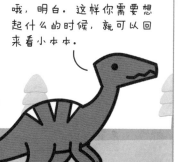

哦，明白。这样你需要想起什么的时候，就可以回来看小本本。

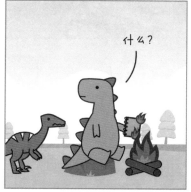

什么？

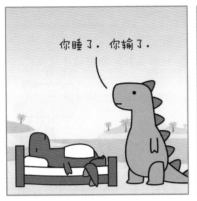

你睡了。你输了。

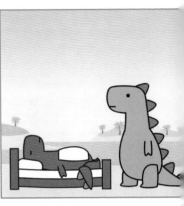

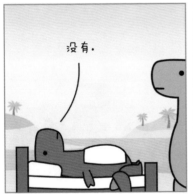

没有。

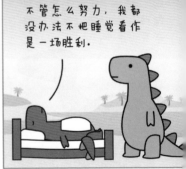

不管怎么努力，我都没办法不把睡觉看作是一场胜利。

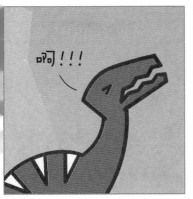

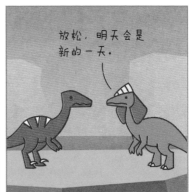

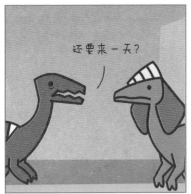

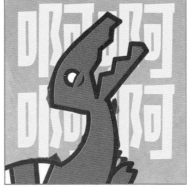

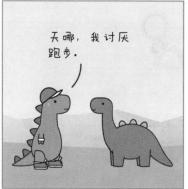

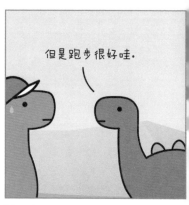

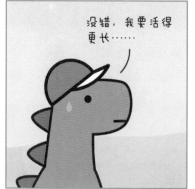

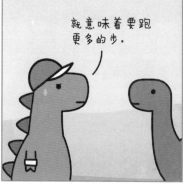

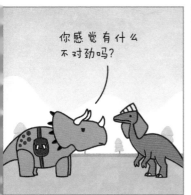

你感觉有什么不对劲吗？

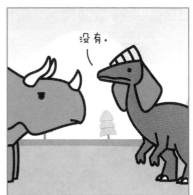

没有.

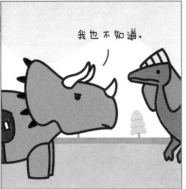

我也不知道.

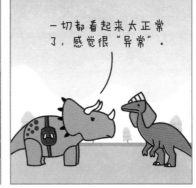

一切都看起来太正常了，感觉很"异常".

工作伙伴

他们是有人付钱给你，
让你们一起玩的朋友。

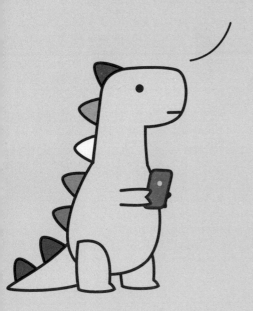

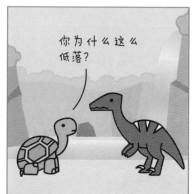

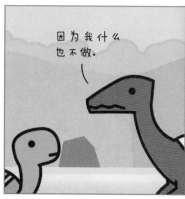

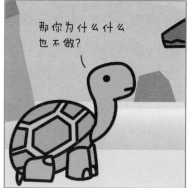

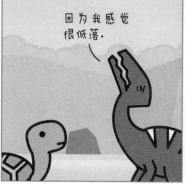

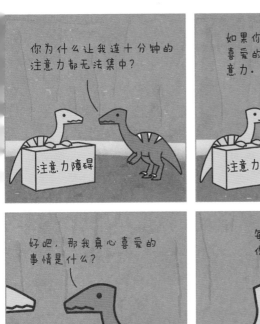
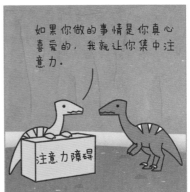
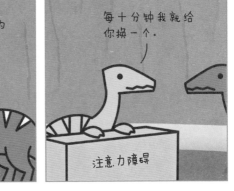

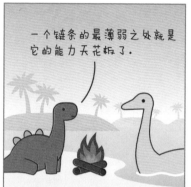

一个链条的最薄弱之处就是它的能力天花板了.

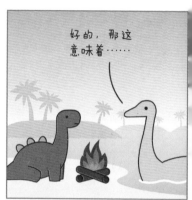

好的,那这意味着……

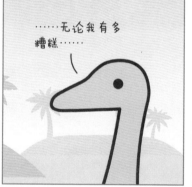

……无论我有多糟糕……

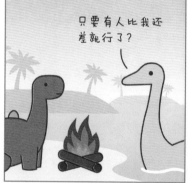

只要有人比我还差就行了?

114

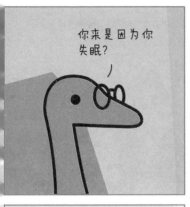

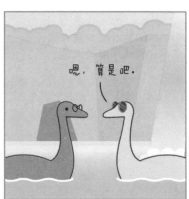

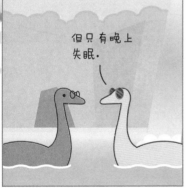

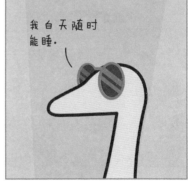

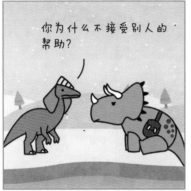

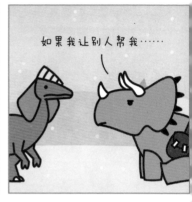

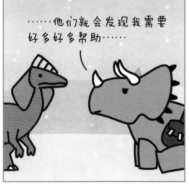

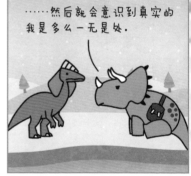

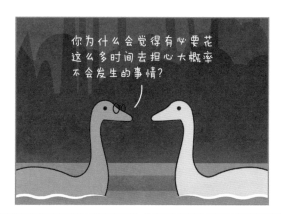

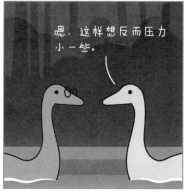

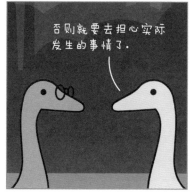

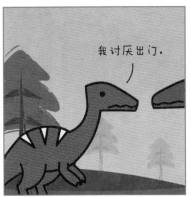

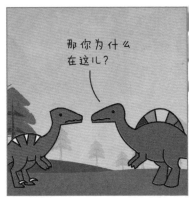

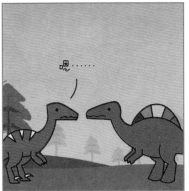

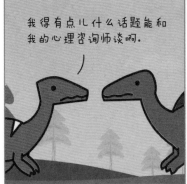

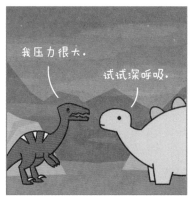

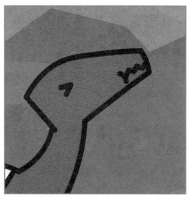

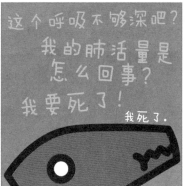

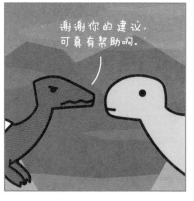

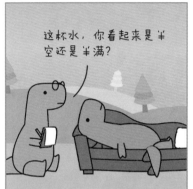

这杯水，你看起来是半空还是半满？

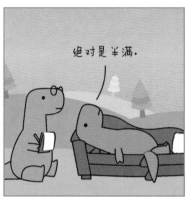

绝对是半满。

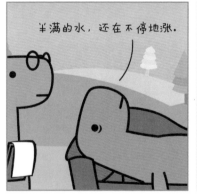

半满的水，还在不停地涨。

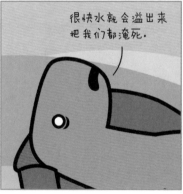

很快水就会溢出来把我们都淹死。

120

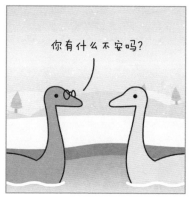

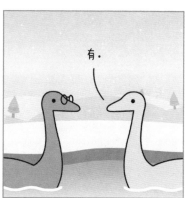

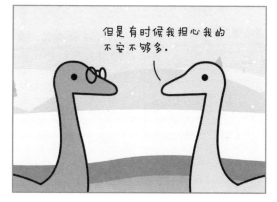

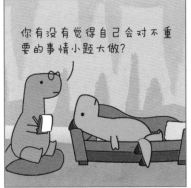

你有没有觉得自己会对不重要的事情小题大做?

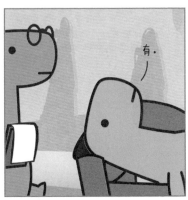

有.

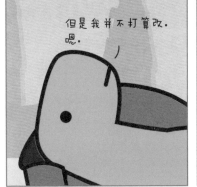

但是我并不打算改.

嗯.

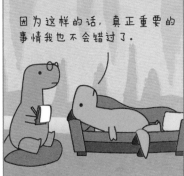

因为这样的话,真正重要的事情我也不会错过了.

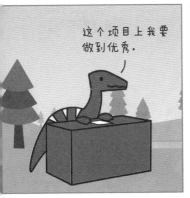

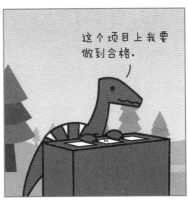

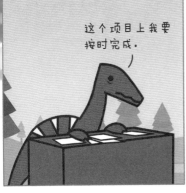

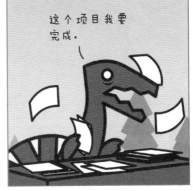

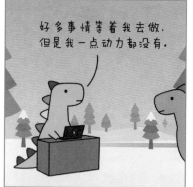

好多事情等着我去做，
但是我一点动力都没有。

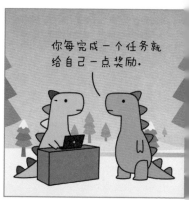

你每完成一个任务就
给自己一点奖励。

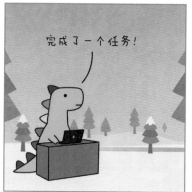

完成了一个任务！

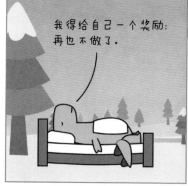

我得给自己一个奖励：
再也不做了。

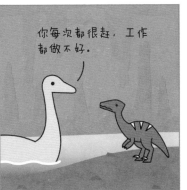

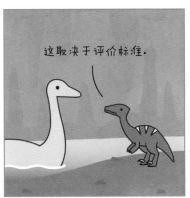

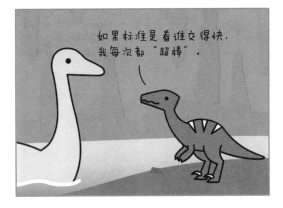

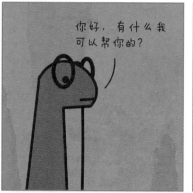

你好,有什么我可以帮你的?

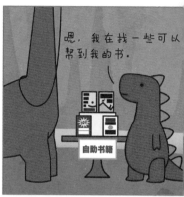

嗯,我在找一些可以帮到我的书。

自助书籍

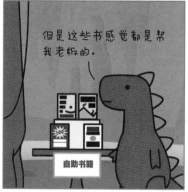

但是这些书感觉都是帮我老板的。

自助书籍

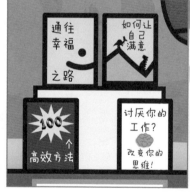

通往幸福之路

如何让自己满意

100个高效方法

讨厌你的工作?改变你的思维!

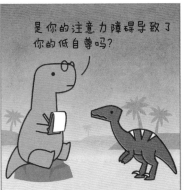

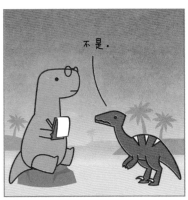

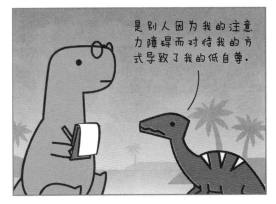

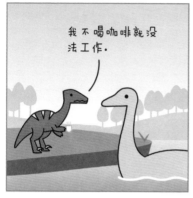

我不喝咖啡就没法工作。

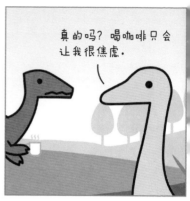

真的吗？喝咖啡只会让我很焦虑。

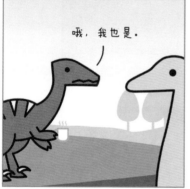

哦，我也是。

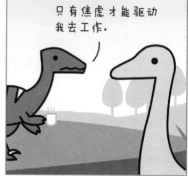

只有焦虑才能驱动我去工作。

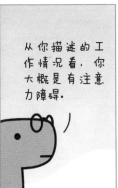

从你描述的工作情况看，你大概是有注意力障碍。

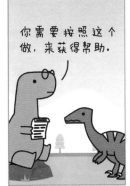

你需要按照这个做，来获得帮助。

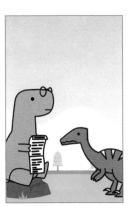

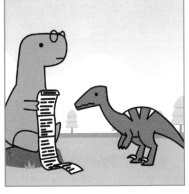

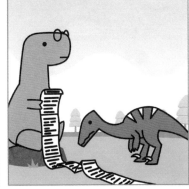

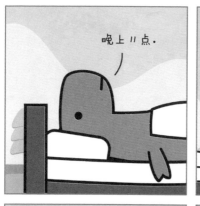

晚上11点。

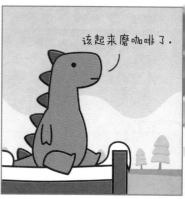

该起来磨咖啡了。

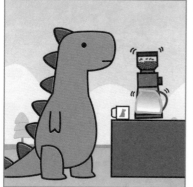

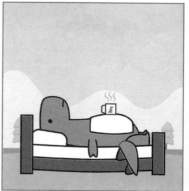

130

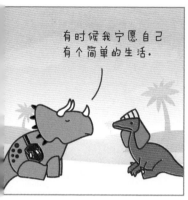

有时候我宁愿自己有个简单的生活.

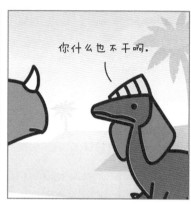

你什么也不干啊.

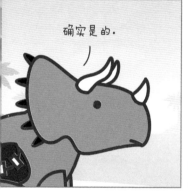

确实是的.

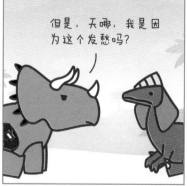

但是,天哪,我是因为这个发愁吗?

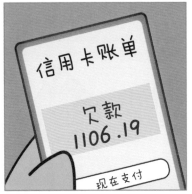

信用卡账单

欠款
1106.19

现在支付

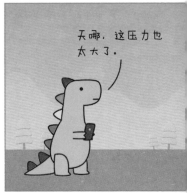

天哪，这压力也太大了。

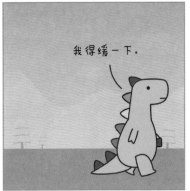

我得缓一下。

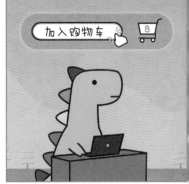

加入购物车 | 8

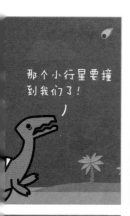

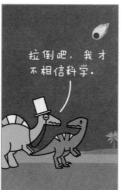

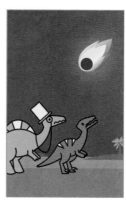

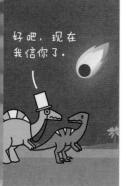

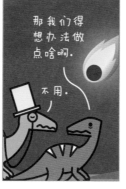

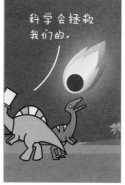

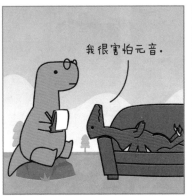

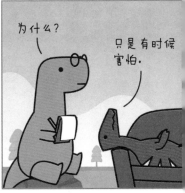

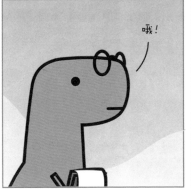

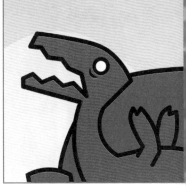

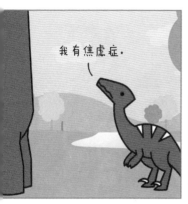

我有焦虑症.

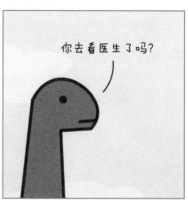

你去看医生了吗?

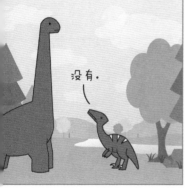

没有.

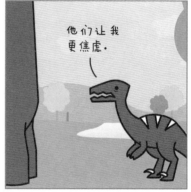

他们让我更焦虑.

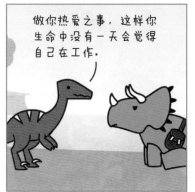

做你热爱之事，这样你生命中没有一天会觉得自己在工作。

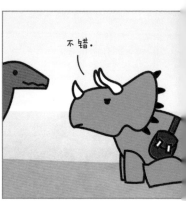

不错。

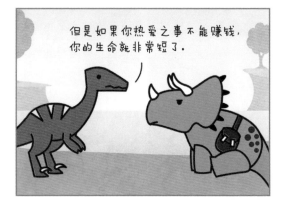

但是如果你热爱之事不能赚钱，你的生命就非常短了。

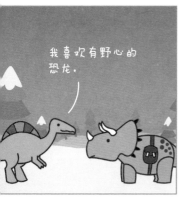

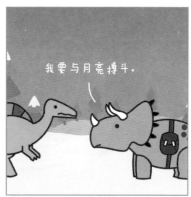

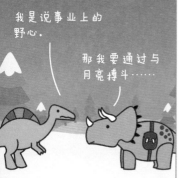

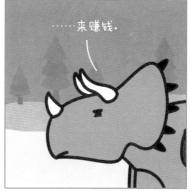

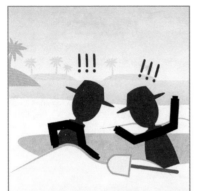
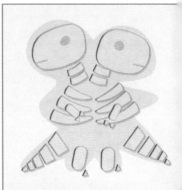
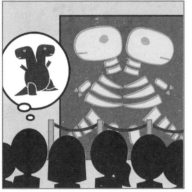
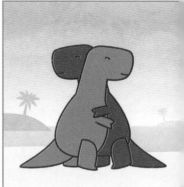